NESSUNO DEVE SAPERLO TRANNE TE

Libro di auto-aiuto per ragazze | Crescita personale | Superare una delusione amorosa | Fare pace col passato e guardare al futuro con serenità | Ritrovare se stessa

Madame G. Rouge

"Copyright 2022 di Madame G. Rouge - Tutti i diritti riservati.

Nessuna parte di questo libro può essere riprodotta, memorizzata in un sistema di recupero dati o trasmessa in qualsiasi forma o con qualsiasi mezzo, elettronico, meccanico, fotocopiato, registrato o altro, senza il permesso scritto dell'autore. L'utilizzo non autorizzato di questo materiale può costituire una violazione delle leggi sul diritto d'autore. Questo libro è pubblicato a scopo puramente informativo e non deve essere utilizzato come sostituto per il consiglio professionale. L'autore e l'editore declinano ogni responsabilità per eventuali errori o inesattezze contenuti nel libro.

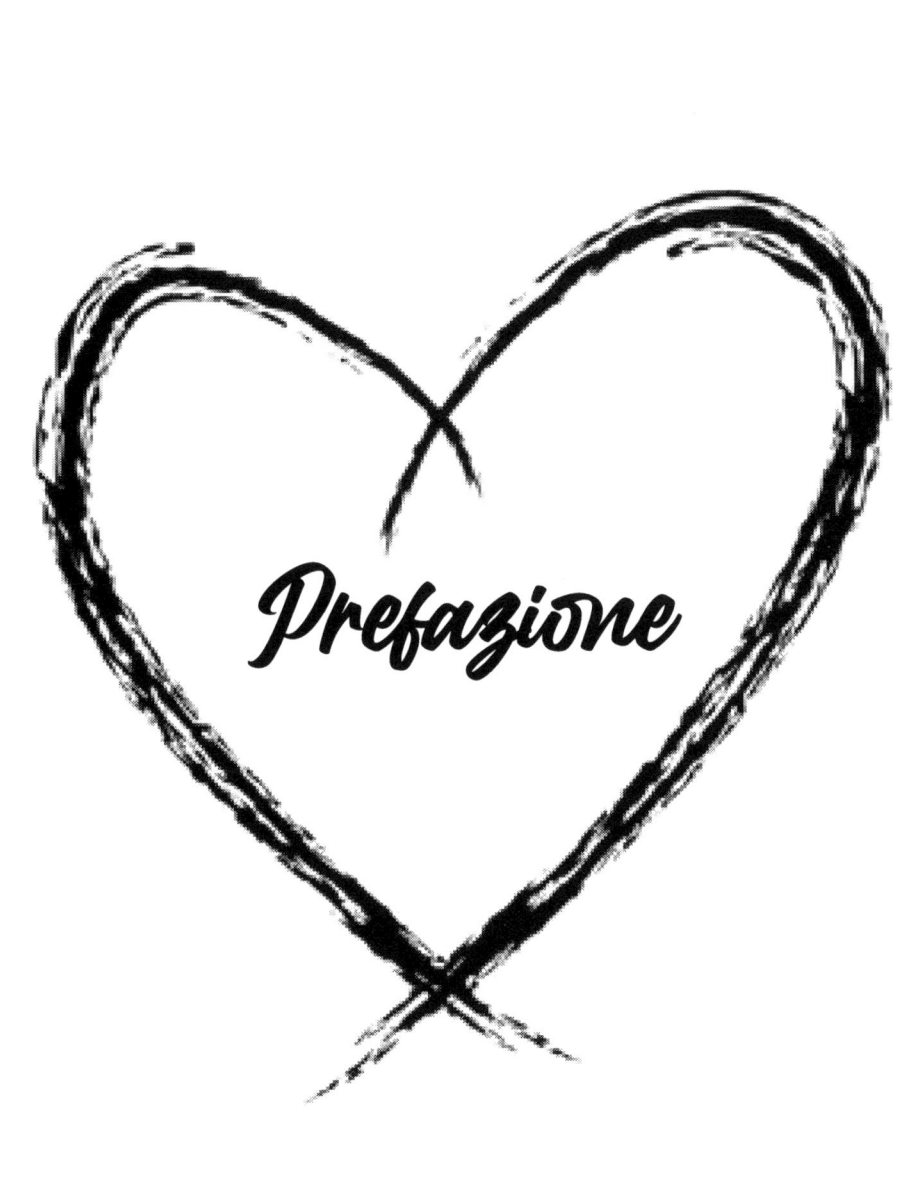

Prefazione

La vita è piena di alti e bassi, e a volte ci troviamo ad affrontare situazioni difficili che ci lasciano a terra e ci fanno sentire senza speranza. Se sei passata attraverso una rottura o un momento difficile della tua vita e stai cercando un modo per superare questo periodo e guardare al futuro con ottimismo, questo libro è per te.

Nelle pagine che seguono, ti guiderò attraverso un percorso di auto-riflessione utilizzando esercizi di scrittura introspettiva e domande a risposta multipla per aiutarti a capire le cause del tuo dolore e a trovare modi sani e positivi per superare questo periodo difficile. Imparerai a prendere il controllo dei tuoi pensieri e delle tue emozioni, a trovare il tuo scopo e la tua passione nella vita, e a costruire un futuro pieno di speranza e opportunità.

Non è facile affrontare le sfide della vita, ma con il giusto atteggiamento e le giuste strategie, puoi superare qualsiasi ostacolo e guardare al futuro con fiducia e ottimismo. Se sei pronto a prendere il controllo della tua vita e a trasformare le difficoltà in opportunità, iniziamo questo viaggio insieme attraverso gli esercizi di scrittura introspettiva e le domande a risposta multipla di questo libro.

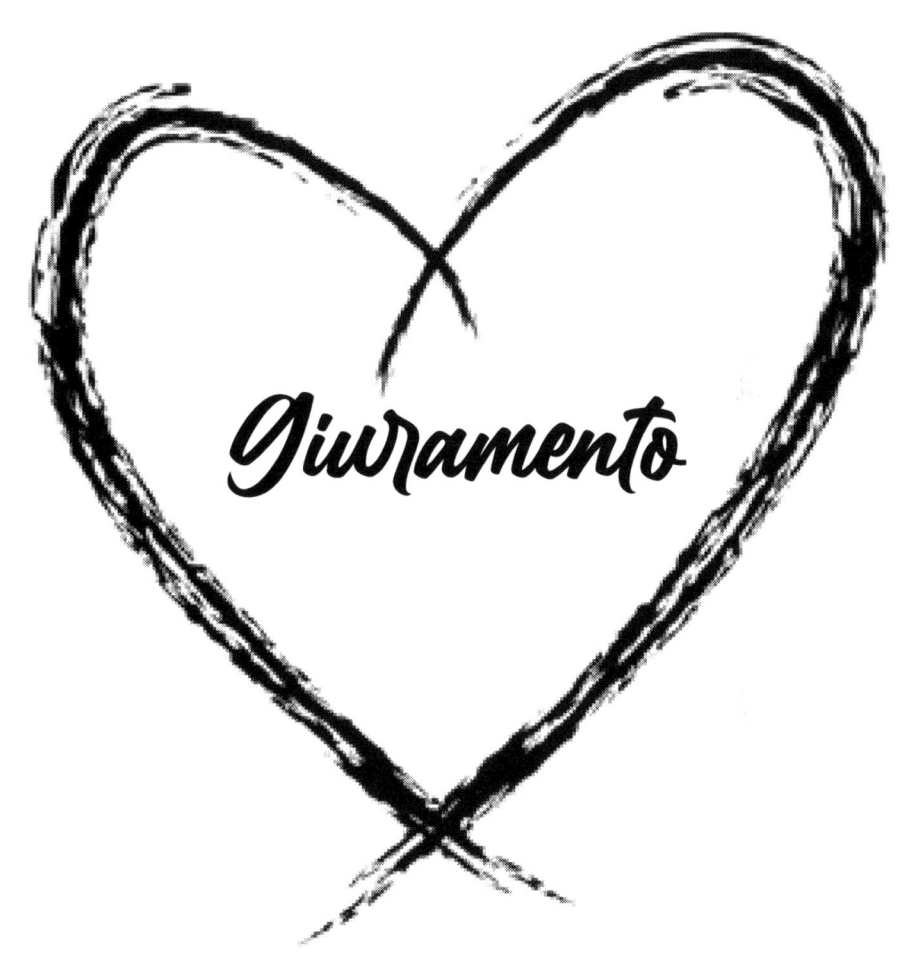

Giuramento

Io, _Gaia Sansio_,

nata il _24/10/2003_

ad _Acquaviva delle Fonti (BA)_

giuro di essere fedele a me stessa e di impegnarmi a diventare la migliore versione di me stessa. Mi impegno a lavorare sodo per raggiungere i miei obiettivi, a non arrendermi mai e a non permettere mai che i miei sogni e le mie aspirazioni siano messi in discussione.

Mi impegno a essere onesta con me stesso e con gli altri, a essere gentile e compassionevole, a rispettare gli altri e a prendermi cura di me stessa. Mi impegno a imparare dai miei errori, a non giudicarmi troppo duramente e a perdonare me stessa quando necessario.

Mi impegno a essere grata per quello che ho, a valorizzare le opportunità che mi vengono offerte e a fare del mio meglio per aiutare gli altri. Mi impegno a essere forte e coraggiosa, a non avere paura di affrontare i miei timori e a vivere la mia vita al massimo.

Questo è il mio giuramento a me stesso e lo seguirò ogni giorno della mia vita.

Giuro solennemente di dire la verità, tutta la verità, e nient'altro che la verità.

Data: _31/01/2023_

Firma: _Sansio Gaia_

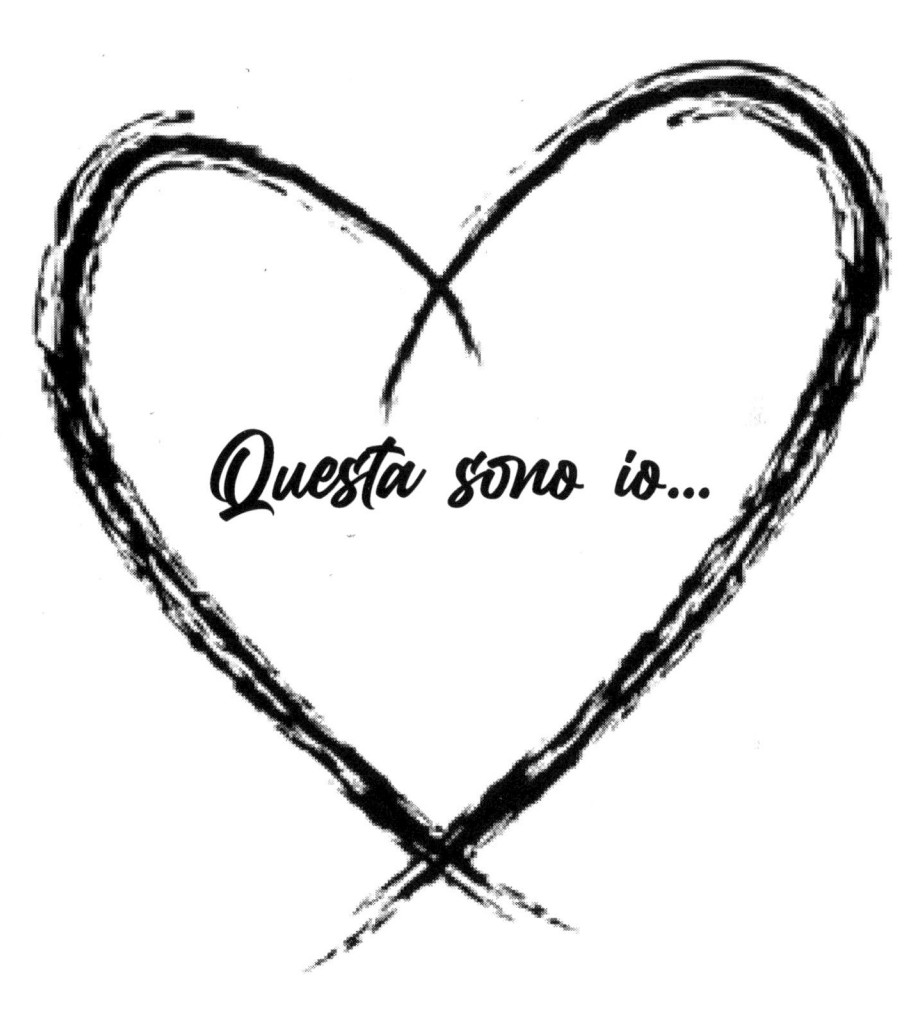

Solitamente mi definisco una persona estroversa o introversa?

a) Estroversa

b) Introversa

c) ~~Non~~ si può dire, dipende dalle situazioni

Come descriverei il mio carattere con due aggettivi?

a) Forte e decisa

b) Sensibile e compassionevole

c) Timida e riservata

d) Spontanea e vivace

e) Altro (specificare) ~~forte~~ e sensibile

Quale di queste frasi descrive meglio il mio modo di affrontare i problemi?

a) "Affronto i problemi con determinazione e logica"

b) "Preferisco evitare i conflitti e trovare soluzioni pacifiche"

c) "Reagisco emotivamente alle sfide e poi cerco di risolverle"

d) "Mi piace pianificare accuratamente e seguire un piano d'azione"

Quale delle seguenti affermazioni mi descrive meglio?

a) "Sono una persona molto organizzata e metodica"

b) "Sono più creativa e aperta alle novità"

c) "Sono una persona pragmatica e realistica"

d) "Sono una persona sognatrice e immaginativa"

Come mi sento di solito in gruppo?

a) A mio agio e nel mio habitat naturale

b) Imbarazzata e timida

c) Non mi piace essere al centro dell'attenzione

d) Mi piace essere il leader del gruppo

e) Altro (specificare) ~~cuori e uago e non all'altezza~~

Quale delle seguenti affermazioni è in linea con il mio essere?

a) "Sono una persona molto empatica e capisco facilmente le emozioni degli altri"

b) "Sono più razionale e tendo a mettere le emozioni da parte"

c) "Ho difficoltà a comprendere le emozioni degli altri e a gestire le mie"

d) "Sono emotivamente stabile e riesco a gestire bene le mie emozioni"

Quale dei seguenti tipi di attività preferisco solitamente?

a) Attività creative come dipingere o scrivere

b) Attività fisiche come fare sport o camminare all'aria aperta

c) Attività culturali come visitare musei o andare a teatro

d) Attività sociali come uscire con gli amici o partecipare a feste

e) Altro (specificare) _____

Quale dei seguenti aggettivi mi descrive meglio?

a) Competitiva

b) Collaborativa

c) Indipendente

d) Dipendente dagli altri

e) Altro (specificare) _____

Quale delle seguenti parole descrive meglio il mio stato d'animo in questo momento?

a) Triste

b) Felice

c) Nervosa

d) Calma

e) Altro (specificare) _____

Quale delle seguenti frasi descrive meglio come mi sento in questo momento?

a) Sono molto felice e contenta

b) Sono molto triste e delusa

c) Sono molto agitata e nervosa

d) Sono molto calma e tranquilla

e) Altro (specificare) _____

Se il mio stato d'animo fosse un colore sarebbe...

a) Blu

b) Giallo

c) Rosso

d) Verde

e) Altro (specificare) _grigio_____

Quale delle seguenti emozioni sento più spesso in questo momento?

a) Felicità

b) Tristezza

c) Rabbia

d) Preoccupazione

e) Altro (specificare) _____

Quale delle seguenti attività mi piacerebbe fare in questo momento per migliorare il mio stato d'animo?

a) Fare una passeggiata all'aria aperta

b) Guardare un film o una serie TV

c) Fare un po' di esercizio fisico

d) Leggere un libro o ascoltare della musica

e) Altro (specificare) ~~stare con pozza~~ *(barrato)*

Quale delle seguenti situazioni mi fa sentire più a mio agio in questo momento?

a) Essere solo

b) Essere con gli amici

c) Fare qualcosa di creativo, come dipingere o scrivere

d) Fare un po' di shopping

e) Altro (specificare) ascoltare musica

Quale delle seguenti cose mi preoccupa di più in questo momento?

a) Problemi familiari o personali

b) Problemi lavorativi o scolastici

c) Problemi di salute

d) Problemi finanziari

e) Altro (specificare) problemi familiari e futuro

Se dovessi scegliere una canzone che descriva il mio stato d'animo in questo momento, quale sceglieresti?

a) Una canzone triste o malinconica

b) Una canzone allegra o ottimista

c) Una canzone energica o motivante

d) Una canzone rilassante o calmante

e) Altro (specificare) _____

Quale delle seguenti espressioni facciali mi descrive meglio come mi sento in questo momento?

a) Sorriso

~~b)~~ Pianto

c) Fronte aggrottata o sopracciglia corrugate

d) Espressione neutra o impassibile

Se dovessi descrivere il mio stato d'animo con un animale, quale sceglierei?

a) Un cucciolo di cane, simbolo di allegria e felicità

b) Un gattino, simbolo di tranquillità e calma

c) Un leone, simbolo di forza e coraggio

d) Un'aquila, simbolo di libertà

e) Altro (specificare) _orso polare_

Come mi descriverei:

Tendenzialmente, nella maggior parte dei casi mi sento ottimista, divertente, attenta ai bisogni degli altri, quindi empatica e generosa; mi sento forte, ma spesso mi fragile, più di una foglia; sono una sognatrice, un'amante dell'amore e delle persone in generale. Sono spontanea, forse troppo, ma va bene così! Sono anche caciara, egoista, vendicativa, testarda ed orgogliosa, ma la perfezione non esiste!

Come penso mi vedano gli altri:

Chi mi conosce davvero conosce tanto di me, e mi accetta per quella che sono, nonostante spesso io abbia davvero un brutto carattere. Chi non mi conosce invece si divide in due categorie: "Credo sensata ma abbia il cuore di ghiaccio" che dolore sentirselo dire; e quelli "che bella persona che sei, sempre così felice e solare" beh come si vede che non mi conoscete!

Le cose che amo di me stessa:

_____
_____
_____
_____
_____
_____
_____
_____
_____
_____

Le cose che odio di me stessa:

_____
_____
_____
_____
_____
_____
_____
_____
_____
_____

Come descriverei il mio aspetto fisico:

_____
_____
_____
_____
_____
_____
_____
_____

Come penso che gli altri mi vedano fisicamente:

_____
_____
_____
_____
_____
_____
_____
_____

Qual è la cosa più importante della mia vita:

_____
_____
_____
_____
_____
_____
_____
_____
_____
_____

Cosa mi rende felice:

_____
_____
_____
_____
_____
_____
_____
_____
_____
_____

Cosa mi spaventa di più:

_____
_____
_____
_____
_____
_____
_____
_____
_____

Cosa mi piace fare nella vita:

_____
_____
_____
_____
_____
_____
_____
_____
_____

Cosa vorrei che gli altri ricordassero un giorno di me:

_____
_____
_____
_____
_____
_____
_____
_____
_____

Non ho mai avuto il coraggio di:

_____
_____
_____
_____
_____
_____
_____
_____
_____

Queste sono le cose di cui vado fiera:

_____
_____
_____
_____
_____
_____
_____
_____
_____

Le cose di cui mi pento e che non rifarei:

_____
_____
_____
_____
_____
_____
_____
_____
_____

Il mio più grande pregio:

_____
_____
_____
_____
_____
_____
_____
_____
_____

Il mio più grande difetto:

_____
_____
_____
_____
_____
_____
_____
_____
_____

La mia più grande forza:

_____
_____
_____
_____
_____
_____
_____
_____
_____

La mia più grande debolezza:

_____
_____
_____
_____
_____
_____
_____
_____
_____

Prima di addormentarmi penso sempre a:

_____
_____
_____
_____
_____
_____
_____
_____
_____

Un sogno che faccio in maniera ricorrente:

_____
_____
_____
_____
_____
_____
_____
_____
_____
_____

Un mio segreto inconfessabile:

___

___

___

___

___

___

___

___

La giornata più bella che io ricordi di avere mai passato:

___

___

___

___

___

___

___

___

Il mio rapporto con il cibo:

_____
_____
_____
_____
_____
_____
_____
_____
_____
_____

Il rapporto che ho con il mio corpo:

_____
_____
_____
_____
_____
_____
_____
_____
_____
_____

Cosa cambierei del mio corpo:

___

___

___

___

___

___

___

___

Cosa cambierei del mio carattere:

___

___

___

___

___

___

___

___

La cosa che mi fa più arrabbiare:

_____
_____
_____
_____
_____
_____
_____
_____
_____
_____

Cosa mi infastidisce degli altri:

_____
_____
_____
_____
_____
_____
_____
_____
_____
_____

Scrivi una lettera alla "te stessa" bambina:

Cosa credo che gli altri pensino di me:

___

___

___

___

___

___

___

___

___

___

La mia giornata perfetta:

___

___

___

___

___

___

___

___

___

___

Sono brava a:

_____
_____
_____
_____
_____
_____
_____
_____

Non sono per niente brava a:

_____
_____
_____
_____
_____
_____
_____
_____

Scrivi tutto ciò che hai di negativo nella testa:
(Strappa questa pagina dopo aver scritto e bruciala per far svanire i tuoi pensieri negativi insieme al fumo)

Scrivi tutto ciò che hai di negativo nella testa:
(Strappa questa pagina dopo aver scritto e bruciala per far svanire i tuoi pensieri negativi insieme al fumo)

_____

_____

_____

_____

_____

_____

_____

_____

_____

_____

_____

_____

_____

_____

_____

_____

_____

_____

Come mi vedo personalmente:
(Riempi i cuori)

	1	2	3	4	5	6	7	8	9	10
Bella	♡	♡	♡	♡	♡	♡	♡	♡	♡	♡
Simpatica	♡	♡	♡	♡	♡	♡	♡	♡	♡	♡
Intelligente	♡	♡	♡	♡	♡	♡	♡	♡	♡	♡
Socievole	♡	♡	♡	♡	♡	♡	♡	♡	♡	♡
Rispettosa	♡	♡	♡	♡	♡	♡	♡	♡	♡	♡
Onesta	♡	♡	♡	♡	♡	♡	♡	♡	♡	♡
Sicura	♡	♡	♡	♡	♡	♡	♡	♡	♡	♡
Fedele	♡	♡	♡	♡	♡	♡	♡	♡	♡	♡
Calma	♡	♡	♡	♡	♡	♡	♡	♡	♡	♡
Amorevole	♡	♡	♡	♡	♡	♡	♡	♡	♡	♡
Gentile	♡	♡	♡	♡	♡	♡	♡	♡	♡	♡
Premurosa	♡	♡	♡	♡	♡	♡	♡	♡	♡	♡
Generosa	♡	♡	♡	♡	♡	♡	♡	♡	♡	♡
Grata	♡	♡	♡	♡	♡	♡	♡	♡	♡	♡

Come mi vedo personalmente:
(Riempi i cuori)

	1	2	3	4	5	6	7	8	9	10
Responsabile	♡	♡	♡	♡	♡	♡	♡	♡	♡	♡
Leale	♡	♡	♡	♡	♡	♡	♡	♡	♡	♡
Empatica	♡	♡	♡	♡	♡	♡	♡	♡	♡	♡
Comprensiva	♡	♡	♡	♡	♡	♡	♡	♡	♡	♡
Fiduciosa	♡	♡	♡	♡	♡	♡	♡	♡	♡	♡
Sincera	♡	♡	♡	♡	♡	♡	♡	♡	♡	♡
Saggia	♡	♡	♡	♡	♡	♡	♡	♡	♡	♡
Forte	♡	♡	♡	♡	♡	♡	♡	♡	♡	♡
Coraggiosa	♡	♡	♡	♡	♡	♡	♡	♡	♡	♡
Determinata	♡	♡	♡	♡	♡	♡	♡	♡	♡	♡
Talentuosa	♡	♡	♡	♡	♡	♡	♡	♡	♡	♡
Sensibile	♡	♡	♡	♡	♡	♡	♡	♡	♡	♡
Intuitiva	♡	♡	♡	♡	♡	♡	♡	♡	♡	♡
Creativa	♡	♡	♡	♡	♡	♡	♡	♡	♡	♡

3 aggettivi per descrivermi:

1. _____
2. _____
3. _____

Le mie 3 qualità principali:

1. _____
2. _____
3. _____

I miei 3 difetti principali:

1. _____
2. _____
3. _____

Le mie 3 passioni:

1. _____
2. _____
3. _____

Le mie ansie:

1. _____
2. _____
3. _____

Sono gelosa di:

1. _____
2. _____
3. _____

I miei 3 cibi preferiti:

1. _____
2. _____
3. _____

Le mie 3 canzoni preferite:

1. _____
2. _____
3. _____

Le mie 3 attività preferite:

1. _____
2. _____
3. _____

Non potrei vivere senza:

1. _____
2. _____
3. _____

3 cose che amo alla follia:

1. _____
2. _____
3. _____

citazione o frase preferita:

_____

_____

_____

3 cose che odio alla follia:

1. _____
2. _____
3. _____

Ho il terrore di:

1. _____
2. _____
3. _____

Vorrei vivere a:

1. _____
2. _____
3. _____

Le mie località turistiche preferite:

1. _____
2. _____
3. _____

3 cibi che odio:

1. _____
2. _____
3. _____

3 cibi che amo:

1. _____
2. _____
3. _____

Personaggi famosi che stimo:

1. _____
2. _____
3. _____

Le mie migliori amiche:

1. _____
2. _____
3. _____

Le mie cotte segrete:

1. _____
2. _____
3. _____

Le mie materie preferite:

1. _____
2. _____
3. _____

Le mie scarpe preferite:

1. _____
2. _____
3. _____

3 posti che amo della mia città:

1. _____
2. _____
3. _____

Le mie marche preferite:

1. _____
2. _____
3. _____

Colori preferiti:

1. _____
2. _____
3. _____

Lavori dei mie sogni:

1. _____
2. _____
3. _____

Animali preferiti:

1. _____
2. _____
3. _____

Serie TV preferite:

1. _____
2. _____
3. _____

3 posti che odio della mia città:

1. _____
2. _____
3. _____

Film preferiti:

1. _____
2. _____
3. _____

Discoteche preferite:

1. _____
2. _____
3. _____

Attività sportive preferite:

1. _____
2. _____
3. _____

Libri preferiti:

1. _____
2. _____
3. _____

Influencer preferiti:

1. _____
2. _____
3. _____

Materie di studio preferite:

1. _____
2. _____
3. _____

3 donne a cui mi ispiro:

1. _____
2. _____
3. _____

3 persone che conosco e che stimo:

1. _____
2. _____
3. _____

3 persone che conosco e odio:

1. _____
2. _____
3. _____

Cose che mi fanno ridere:

1. _____
2. _____
3. _____

Cose che mi fanno piangere:

1. _____
2. _____
3. _____

3 lavori preferiti:

1. _____
2. _____
3. _____

Cose che mi fanno soffrire:

1. _____
2. _____
3. _____

Cose che mi rilassano:

1. _____
2. _____
3. _____

Mesi preferiti:

1. _____
2. _____
3. _____

Segni zodiacali:

1. _____
2. _____
3. _____

Nomi maschili preferiti:

1. _____
2. _____
3. _____

Nomi femminili preferiti:

1. _____
2. _____
3. _____

Sogni nel cassetto:

1. _____
2. _____
3. _____

Cantanti preferiti:

1. _____
2. _____
3. _____

Attori/Attici preferiti:

1. _____
2. _____
3. _____

Trasmissioni TV preferite:

1. _____
2. _____
3. _____

Parole preferite:

1. _____
2. _____
3. _____

Concerti che vorrei vedere:

1. _____
2. _____
3. _____

Il mio soprannome da bambina:
_____

Il mio soprannome adesso:
_____

I miei ristoranti preferiti

1. _____
2. _____
3. _____

Le emoji che uso di più:

1. _____
2. _____
3. _____

Periodi storici in cui vorrei avere vissuto:

1. _____
2. _____
3. _____

I miei vizi:

1. _____
2. _____
3. _____

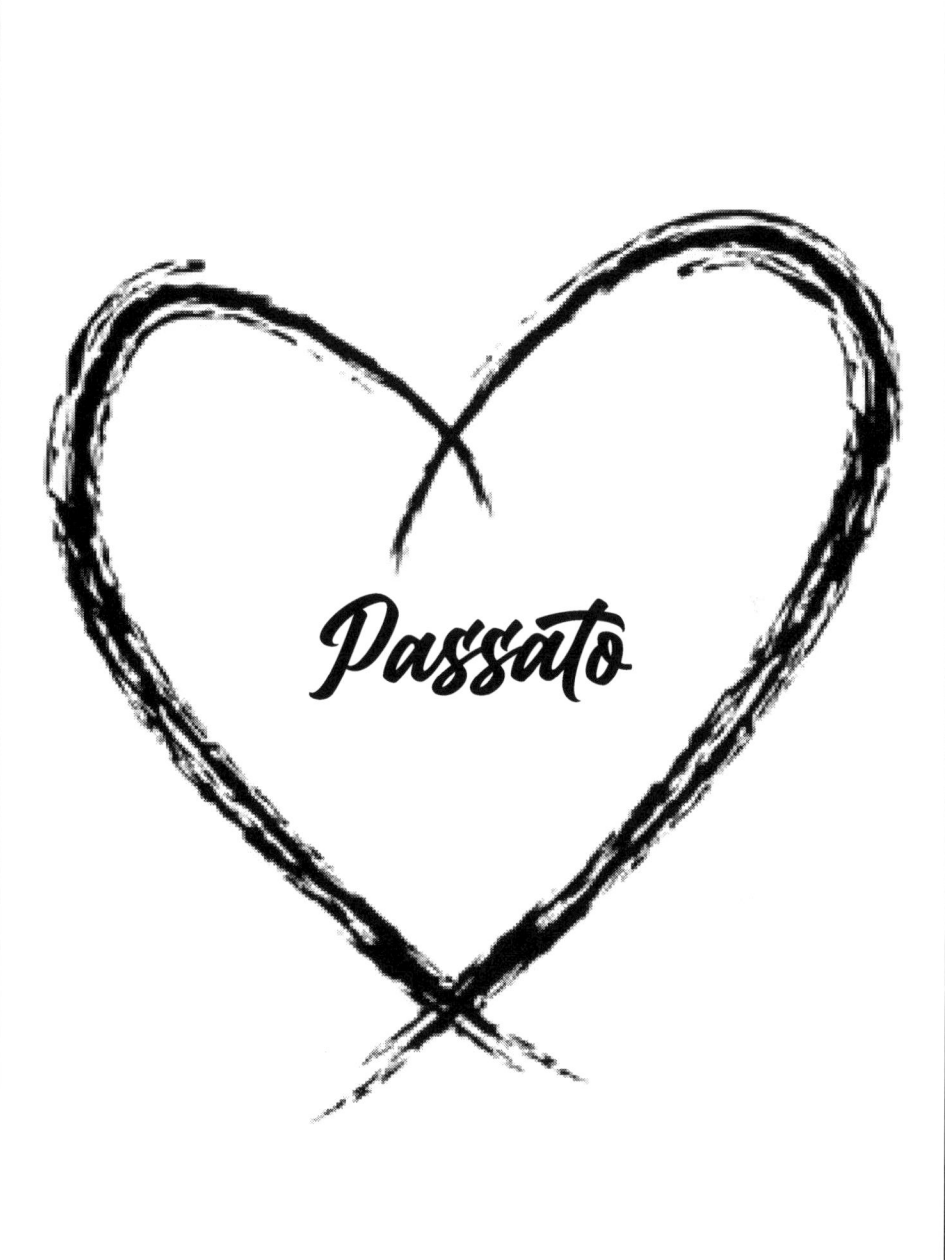

Quali sono le emozioni che più spesso ho provato durante il mio passato?

   a) Tristezza

   b) Paura

   c) Rabbia

   d) Felicità

   e) Indifferenza

Come descriverei il rapporto con i miei genitori durante il mio passato?

   a) Era molto distante e poco presente

   b) Era molto affettuoso e presente

   c) Era conflittuale e difficile

   d) Era neutrale e formale

Quali sono stati i momenti più difficili del mio passato?

   a) Problemi di salute

   b) Problemi economici

   c) Problemi emotivi e relazionali

   d) Altro (specificare) _____

Come ho affrontato i momenti difficili del mio passato?

   a) Cercando il sostegno di amici e familiari

b) Cercando aiuto professionale (psicologo, terapia, etc.)

   c) Cercando di risolvere i problemi da solo

   d) Ignorando i problemi e cercando di fare finta che non e sistessero

Come descriverei il mio livello di autostima durante il tuo passato?

   a) Molto basso

   b) Basso

   c) Medio

   d) Alto

   e) Molto alto

Come ho gestito le mie emozioni durante il passato?

   a) Cercando di nasconderle o negarle

   b) Esprimendole in modo costruttivo

   c) Esprimendole in modo distruttivo (ad esempio, attraverso comportamenti autodistruttivi o relazioni tossiche)

   d) Cercando di controllarle o sopprimerle

Come descriverei il mio livello di fiducia in me stessa durante il passato?

   a) Molto basso

   b) Basso

c) Medio

d) Alto

e) Molto alto

Come descriverei il rapporto con gli altri durante il passato?

a) Molto solitario e difficile a stabilire nuove amicizie

b) A volte solitario, ma con alcune amicizie stabili

c) Generalmente buono, con una rete di amicizie stabili

d) Eccellente, con molti amici e relazioni positive

Quali sono stati i momenti più felici del mio passato?

a) Raggiungimenti personali o professionali

b) Vacanze o viaggi

c) Momenti trascorsi con amici e familiari

d) Altro (specificare) _____

Come descriverei il rapporto con il mio corpo durante il passato?

a) Molto insicuro e insoddisfatto

b) A volte insicuro, ma generalmente soddisfatto

c) Generalmente soddisfatto

d) Molto soddisfatto

Come descriverei il mio livello di resilienza durante il passato?

a) Molto basso

b) Basso

c) Medio

d) Alto

e) Molto alto

Come descriverei il mio rapporto con il passato in generale?

a) Molto negativo, con molti rimpianti e sensi di colpa

b) A volte negativo, ma anche con alcuni aspetti positivi

c) Generalmente positivo, con alcuni momenti difficili ma anche tanti ricordi felici

d) Molto positivo, con pochi o nessun rimpianto e una vita soddisfacente

Come ho gestito le delusioni e le frustrazioni durante il passato?

a) Cercando di ignorarle o sopprimerle

b) Cercando di risolverle attraverso il dialogo e il compromesso

c) Sfogandole attraverso comportamenti autodistruttivi o relazioni tossiche

d) Cercando di trarne insegnamento e crescita personale

Qual è stata la mia principale fonte di supporto emotivo durante il passato?

a) Amici e familiari

b) Partner o fidanzato/a

c) Terapia o professionisti della salute mentale

d) Altro (specificare) _____

Il mio passato in poche righe:

Il sogno nel cassetto che avevo da bambina:

_____
_____
_____
_____
_____
_____
_____
_____
_____

Se potessi far tornare indietro una persona del passato che non c'è più chi sarebbe e perchè:

_____
_____
_____
_____
_____
_____
_____
_____
_____

Quali sono i ricordi più felici del mio passato:

___

Quali sono i ricordi più dolorosi del mio passato:

___

Cosa ho imparato dalle mie esperienze passate:

_____
_____
_____
_____
_____
_____
_____
_____
_____

Come il mio passato ha influenzato la persona che sono oggi:

_____
_____
_____
_____
_____
_____
_____
_____
_____

Cosa cambierei assolutamente del mio passato:

_____
_____
_____
_____
_____
_____
_____
_____
_____

Cosa NON cambierei assolutamente del mio passato:

_____
_____
_____
_____
_____
_____
_____
_____
_____

Cosa mi piaceva fare da piccola:

_____
_____
_____
_____
_____
_____
_____
_____

Cosa odiavo da piccola:

_____
_____
_____
_____
_____
_____
_____
_____

Mi sento la coscienza sporca per questo:

_____
_____
_____
_____
_____
_____
_____
_____
_____

Una cosa che ho fatto e non ho mai detto a nessuno:

_____
_____
_____
_____
_____
_____
_____
_____
_____
_____

La mia migliore esperienza passata:

_____
_____
_____
_____
_____
_____
_____
_____

La mia peggiore esperienza passata:

_____
_____
_____
_____
_____
_____
_____
_____

Il mio più grande successo passato:

___

Il mio più grande fallimento passato:

___

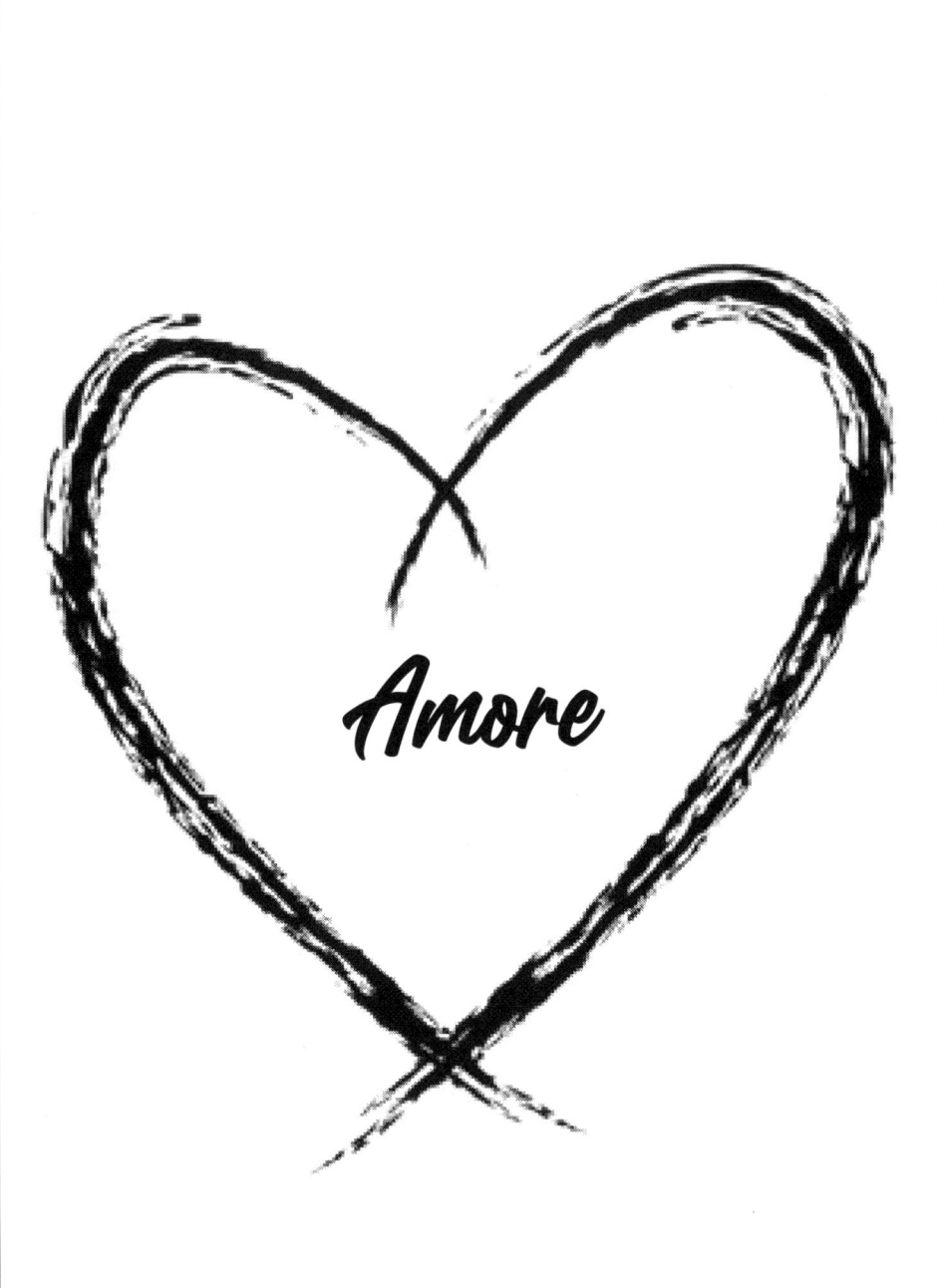

Come descriverei il mio attuale rapporto con l'amore e le relazioni amorose?

    a) Sono molto interessata e aperta a nuove relazioni

    b) Sono indifferente e non ho bisogno di una relazione amorosa

    c) Sono insicura e diffidente verso le relazioni amorose

    d) Sono ferita e scottata dalle relazioni passate e non voglio più avere nulla a che fare con l'amore

    e) Altro (specificare) _____

Quali sono le caratteristiche che cerco in un partner ideale?

    a) Sincerità e lealtà

    b) Inteligenza e senso dell'umorismo

    c) Ambizione e successo

    e) Altro (specificare) _____

Come descriverei il mio livello di esigenza in una relazione amorosa?

    a) Molto alto, voglio che il mio partner soddisfi tutte le mie esigenze

    b) Moderato, riconosco che nessuno può soddisfare tutte le mie esigenze e sono disposta a fare compromessi

    c) Basso, sono molto flessibile e disposta a adattarmi alle esigenze del mio partner

    d) Non ho esigenze particolari in una relazione amorosa

e) Altro (specificare) _____

Come descriverei il mio livello di dipendenza emotiva in una relazione amorosa?

a) Molto alto, sento il bisogno di essere costantemente rassicurata e confortata dal mio partner

b) Moderato, mi piace avere un partner di cui potermi fidare e a cui rivolgermi in momenti di difficoltà, ma sono anche indipendente e capace di prendermi cura di me stessa

c) Basso, sono molto indipendente e mi sento a mio agio nella mia solitudine

d) Non ho bisogno di una relazione amorosa per sentirmi felice e soddisfatta

e) Altro (specificare) _____

Come descriverei il mio livello di comunicazione in una relazione amorosa?

a) Molto aperta e sincera, sono sempre disposta a parlare dei miei sentimenti e preoccupazioni

b) A volte aperta e sincera, ma a volte tendo a tenere le cose per me per paura di ferire o essere ferita

c) Tendente alla chiusura, trovo difficile parlare dei miei sentimenti e preferisco tenerli per me

d) Non ho bisogno di parlare dei miei sentimenti in una relazione amorosa

e) Altro (specificare) _____

Quando sono in una relazione amorosa, come mi comporto con il mio partner?

    a) Sono sempre molto affettuosa e premurosa

    b) A volte sono affettuosa e premurosa, ma altre volte mi sento distante e preoccupata

    c) Tendenzialmente mi tengo a distanza e non mi espongo troppo

    d) Sono spesso gelosa e possessiva

    e) Altro (specificare) _____

Quale delle seguenti affermazioni descrive meglio il mio modo di vivere le relazioni amorose?

    a) Mi piace prendermi cura del mio partner e fare in modo che si senta amato e soddisfatto

    b) Cerco di fare sempre ciò che mi rende felice, anche se questo può causare dei conflitti con il mio partner

    c) Tendo a mettere le mie esigenze in secondo piano rispetto a quelle del mio partner

    d) Mi piace che le cose vadano a modo mio e che il mio partner si adatti alle mie decisioni

    e) Altro (specificare) _____

Come reagisco di solito quando ci sono dei problemi o dei conflitti nella mia relazione amorosa?

    a) Cerco sempre di risolverli in modo costruttivo, parlando e cercando soluzioni insieme al mio partner

    b) Mi sento frustrata e tendo a ignorare il problema sperando che passi da solo

c) Mi arrabbio e cerco di far valere le mie ragioni senza preoccuparmi delle conseguenze

d) Cerco di scappare dalla situazione o di trovare qualcun altro con cui parlarne

e) Altro (specificare) _____

Quanto tempo dedico di solito al mio partner quando sono insieme a lui?

a) Gli dedico tutto il mio tempo e attenzione

b) Gli dedico la maggior parte del mio tempo, ma tengo sempre un po' di spazio per me stessa

c) Tendenzialmente mi concentro su altre cose mentre siamo insieme

d) Cerco sempre di trovare un modo per liberarmi e fare qualcos'altro

e) Altro (specificare) _____

Come mi sento di solito quando sono in una relazione amorosa?

a) Felice e appagata

b) Incerta e preoccupata

c) Insoddisfatta e frustrata

d) Gelosa e insicura

e) Altro (specificare) _____

La miglior relazione che ho mai avuto:

_____
_____
_____
_____
_____
_____
_____
_____
_____
_____

La peggior relazione che ho mai avuto:

_____
_____
_____
_____
_____
_____
_____
_____
_____
_____

Il momento più bello che ho vissuto col mio ragazzo attuale:

___

___

___

___

___

___

___

___

Il peggior litigio col mio ragazzo attuale:

___

___

___

___

___

___

___

___

Cosa vorrei dire al mio ragazzo ma non
ne ho mai avuto il coraggio:

_____
_____
_____
_____
_____
_____
_____
_____

Scrivi una lettera al tuo ragazzo:

_____
_____
_____
_____
_____
_____
_____
_____
_____

Il momento più bello che ho vissuto col ex:

_____

_____

_____

_____

_____

_____

_____

_____

Il peggior litigio che ho avuto col mio ex:

_____

_____

_____

_____

_____

_____

_____

_____

Cosa avrei voluto dire al mio ex ma
non ne ho mai avuto il coraggio:

_____
_____
_____
_____
_____
_____
_____
_____

Scrivi una lettera al tuo ex:

_____
_____
_____
_____
_____
_____
_____
_____

Il mio "lui" ideale dovrebbe essere:

_____
_____
_____
_____
_____
_____
_____
_____

Il mio primo appuntamento ideale vorrei che fosse:

_____
_____
_____
_____
_____
_____
_____
_____
_____

Il messaggio più bello che hai mai ricevuto dal tuo ragazzo:

_____
_____
_____
_____

Il messaggio più brutto che hai mai ricevuto dal tuo ragazzo:

_____
_____
_____
_____

Il messaggio più bello che hai mai ricevuto dal ex:

_____
_____
_____
_____

Il messaggio più brutto che hai mai ricevuto dal tuo ex:

_____
_____
_____
_____

Il peggior bacio mai dato:

_____

_____

Il miglior bacio mai dato:

_____

_____

La mia prima volta è stata con:

_____

_____

Il mio primo bacio è stato con:

_____

_____

Posizione preferita col mio moroso:

_____

_____

Posizione preferita quando stavo col mio ex:

_____

_____

Sogno erotico ricorrente:

_____

_____

Parti del fisico che preferisco del mio ragazzo:

_____

_____

Parti del fisico che preferisco del mio ex:

_____

_____

Il moroso o l'ex dell'amica che mi farei:

_____

_____

Il ragazzo della scuola che mi farei:

_____

_____

Il ragazzo dei miei sogni:

_____

_____

Il miglior rapporto sessuale mai avuto:

_____

_____

Il peggior rapporto sessuale che ho mai avuto:

_____

_____

Fai regali al tuo partner per mostrargli il tuo affetto?

☐ Sì ☐ Non saprei ☐ No

Cenate fuori almeno una volta alla settimana?

☐ Sì ☐ Non saprei ☐ No

Ti piace passare il tempo col tuo partner?

☐ Sì ☐ Non saprei ☐ No

Ti senti a tuo agio a parlare con il tuo partner dei tuoi problemi?

☐ Sì ☐ Non saprei ☐ No

Ti senti sicura e protetta nella tua relazione?

☐ Sì ☐ Non saprei ☐ No

Il tuo partner è anche il tuo migliore amico?

☐ Sì ☐ Non saprei ☐ No

Rispetti l'indipendenza del tuo partner?

☐ Sì ☐ Non saprei ☐ No

Ti fidi ciecamente del tuo partner?

☐ Sì ☐ Non saprei ☐ No

Ti senti a tuo agio a baciare pubblicamente il tuo partner?

☐ Sì ☐ Non saprei ☐ No

Il tuo partner è la prima persona a cui ti rivolgi se hai bisogno di supporto emotivo?

☐ Sì ☐ Non saprei ☐ No

Il tuo partner si dimostra disponibile quando hai bisogno di parlare di un problema?

☐ Sì ☐ Non saprei ☐ No

Credi che il tuo partner sia sempre sincero e onesto con te?

☐ Sì ☐ Non saprei ☐ No

Il tuo partner rispetta i tuoi spazi personali e le tue necessità individuali?

☐ Sì   ☐ Non saprei   ☐ No

Avete interessi in comune?

☐ Sì   ☐ Non saprei   ☐ No

Il tuo partenr ti incoraggia e ti sostiene a raggiungere i tuoi obiettivi e a progredire come persona?

☐ Sì   ☐ Non saprei   ☐ No

Credi che il tuo ragazzo attuale sarà l'uomo che un giorno sposerai?

☐ Sì   ☐ Non saprei   ☐ No

Lo ami davvero?

☐ Sì   ☐ Non saprei   ☐ No

Ti senti completamente in sintonia con lui?

☐ Sì   ☐ Non saprei   ☐ No

Ti piace la sua famiglia?

☐ Sì ☐ Non saprei ☐ No

Hai mai pensato di tradirlo?

☐ Sì ☐ Non saprei ☐ No

Lo hai mai tradito?

☐ Sì ☐ Non saprei ☐ No

Pensi ancora a qualche altro amore del tuo passato?

☐ Sì ☐ Non saprei ☐ No

Credi che lui sia il tuo "vero amore"?

☐ Sì ☐ Non saprei ☐ No

Hai mai "finto" con lui?

☐ Sì ☐ Non saprei ☐ No

3 caratteristiche fisiche fondamentali
che deve avere il mio ragazzo ideale:

1. _____

2. _____

3. _____

3 interessi fondamentali
che deve avere il mio ragazzo ideale:

1. _____

2. _____

3. _____

3 qualità morali fondamentali
che deve avere il mio ragazzo ideale:

1. _____

2. _____

3. _____

3 tratti caratteriali fondamentali
che deve avere il mio ragazzo ideale:

1. _____

2. _____

3. _____

3 caratteristiche fisiche fondamentali
che NON deve avere il mio ragazzo ideale:

1. _____

2. _____

3. _____

3 interessi fondamentali
che NON deve avere il mio ragazzo ideale:

1. _____

2. _____

3. _____

3 qualità morali fondamentali
che NON deve avere il mio ragazzo ideale:

1. _____

2. _____

3. _____

3 tratti caratteriali fondamentali
che NON deve avere il mio ragazzo ideale:

1. _____

2. _____

3. _____

Il mio ragazzo ideale dev'essere:
(Riempi i cuori)

	1	2	3	4	5	6	7	8	9	10
Affascinante	♡	♡	♡	♡	♡	♡	♡	♡	♡	♡
Carismatico	♡	♡	♡	♡	♡	♡	♡	♡	♡	♡
Intelligente	♡	♡	♡	♡	♡	♡	♡	♡	♡	♡
Gentile	♡	♡	♡	♡	♡	♡	♡	♡	♡	♡
Onesto	♡	♡	♡	♡	♡	♡	♡	♡	♡	♡
Generoso	♡	♡	♡	♡	♡	♡	♡	♡	♡	♡
Sensibile	♡	♡	♡	♡	♡	♡	♡	♡	♡	♡
Coraggioso	♡	♡	♡	♡	♡	♡	♡	♡	♡	♡
Atletico	♡	♡	♡	♡	♡	♡	♡	♡	♡	♡
Spiritoso	♡	♡	♡	♡	♡	♡	♡	♡	♡	♡
Artistico	♡	♡	♡	♡	♡	♡	♡	♡	♡	♡
Divertente	♡	♡	♡	♡	♡	♡	♡	♡	♡	♡
Bello	♡	♡	♡	♡	♡	♡	♡	♡	♡	♡
Allegro	♡	♡	♡	♡	♡	♡	♡	♡	♡	♡

3 cose che amo del mio ragazzo:

1. _____

2. _____

3. _____

3 cose che odio del mio ragazzo:

1. _____

2. _____

3. _____

3 cose che amavo del mio ex:

1. _____

2. _____

3. _____

3 cose che odiavo del mio ex:

1. _____

2. _____

3. _____

Tier List: I 10 ragazzi più BELLI della mia scuola

1. _____
2. _____
3. _____
4. _____
5. _____
6. _____
7. _____
8. _____
9. _____
10. _____

Tier List: I 10 ragazzi più BRUTTI della mia scuola

1. _____
2. _____
3. _____
4. _____
5. _____
6. _____
7. _____
8. _____
9. _____
10. _____

Il mio ragazzo ideale dev'essere:
(Riempi i cuori)

	1	2	3	4	5	6	7	8	9	10
Elegante	♡	♡	♡	♡	♡	♡	♡	♡	♡	♡
Sportivo	♡	♡	♡	♡	♡	♡	♡	♡	♡	♡
Arrogante	♡	♡	♡	♡	♡	♡	♡	♡	♡	♡
Egocentrico	♡	♡	♡	♡	♡	♡	♡	♡	♡	♡
Irrispettoso	♡	♡	♡	♡	♡	♡	♡	♡	♡	♡
Cattivo	♡	♡	♡	♡	♡	♡	♡	♡	♡	♡
Malvagio	♡	♡	♡	♡	♡	♡	♡	♡	♡	♡
Insensibile	♡	♡	♡	♡	♡	♡	♡	♡	♡	♡
Sprezzante	♡	♡	♡	♡	♡	♡	♡	♡	♡	♡
Disonesto	♡	♡	♡	♡	♡	♡	♡	♡	♡	♡
Irresponsabile	♡	♡	♡	♡	♡	♡	♡	♡	♡	♡
Lamentoso	♡	♡	♡	♡	♡	♡	♡	♡	♡	♡
Disattento	♡	♡	♡	♡	♡	♡	♡	♡	♡	♡
Autoritario	♡	♡	♡	♡	♡	♡	♡	♡	♡	♡

La mia relazione attuale è:
(Riempi i cuori)

	1	2	3	4	5	6	7	8	9	10
Appassionata	♡	♡	♡	♡	♡	♡	♡	♡	♡	♡
Intima	♡	♡	♡	♡	♡	♡	♡	♡	♡	♡
Fiduciosa	♡	♡	♡	♡	♡	♡	♡	♡	♡	♡
Leale	♡	♡	♡	♡	♡	♡	♡	♡	♡	♡
Sincera	♡	♡	♡	♡	♡	♡	♡	♡	♡	♡
Empatica	♡	♡	♡	♡	♡	♡	♡	♡	♡	♡
Comprensiva	♡	♡	♡	♡	♡	♡	♡	♡	♡	♡
Supportiva	♡	♡	♡	♡	♡	♡	♡	♡	♡	♡
Rispettosa	♡	♡	♡	♡	♡	♡	♡	♡	♡	♡
Grata	♡	♡	♡	♡	♡	♡	♡	♡	♡	♡
Amorevole	♡	♡	♡	♡	♡	♡	♡	♡	♡	♡
Affettuosa	♡	♡	♡	♡	♡	♡	♡	♡	♡	♡
Intima	♡	♡	♡	♡	♡	♡	♡	♡	♡	♡
Romantica	♡	♡	♡	♡	♡	♡	♡	♡	♡	♡

La mia relazione attuale è:
(Riempi i cuori)

	1	2	3	4	5	6	7	8	9	10
Appagante	♡	♡	♡	♡	♡	♡	♡	♡	♡	♡
Equa	♡	♡	♡	♡	♡	♡	♡	♡	♡	♡
Sana	♡	♡	♡	♡	♡	♡	♡	♡	♡	♡
Soddisfacente	♡	♡	♡	♡	♡	♡	♡	♡	♡	♡
Opprimente	♡	♡	♡	♡	♡	♡	♡	♡	♡	♡
Manipolativa	♡	♡	♡	♡	♡	♡	♡	♡	♡	♡
Controllata	♡	♡	♡	♡	♡	♡	♡	♡	♡	♡
Abusiva	♡	♡	♡	♡	♡	♡	♡	♡	♡	♡
Insicura	♡	♡	♡	♡	♡	♡	♡	♡	♡	♡
Infedele	♡	♡	♡	♡	♡	♡	♡	♡	♡	♡
Infelice	♡	♡	♡	♡	♡	♡	♡	♡	♡	♡
Disfunzionale	♡	♡	♡	♡	♡	♡	♡	♡	♡	♡
Tossica	♡	♡	♡	♡	♡	♡	♡	♡	♡	♡
Appassionante	♡	♡	♡	♡	♡	♡	♡	♡	♡	♡

Giuramento

Io giuro di essere pronta a chiudere questa relazione e di lasciare il mio cuore aperto alle nuove opportunità e alle nuove possibilità. Mi rendo conto che questo sarà difficile e doloroso, ma credo che sia la cosa migliore per me.

Mi impegno a fare questo con rispetto e considerazione, e a prendermi cura di me stessa durante questo processo.

Accetto che questa sia una scelta difficile, ma sono pronta ad affrontare le sfide che mi aspettano e a lasciare andare ciò che non serve più nella mia vita. In questo modo, sono pronta ad andare avanti e a trovare la felicità che merito.

Chiudo la porta al mio ex e butto via la chiave?

Sì, la chiudo e torno a vivere!

No, preferisco soffrire che lasciarlo andare!

Scrivi tutto ciò che ti ha fatto stare male in amore:
(Strappa questa pagina dopo aver scritto e bruciala per far svanire i tuoi pensieri negativi insieme al fumo)

_____
_____
_____
_____
_____
_____
_____
_____
_____
_____
_____
_____
_____
_____
_____
_____
_____
_____
_____
_____
_____
_____
_____

Scrivi tutto ciò che ti ha fatto stare male in amore:
(Strappa questa pagina dopo aver scritto e bruciala per far svanire i tuoi pensieri negativi insieme al fumo)

_____
_____
_____
_____
_____
_____
_____
_____
_____
_____
_____
_____
_____
_____
_____
_____
_____
_____

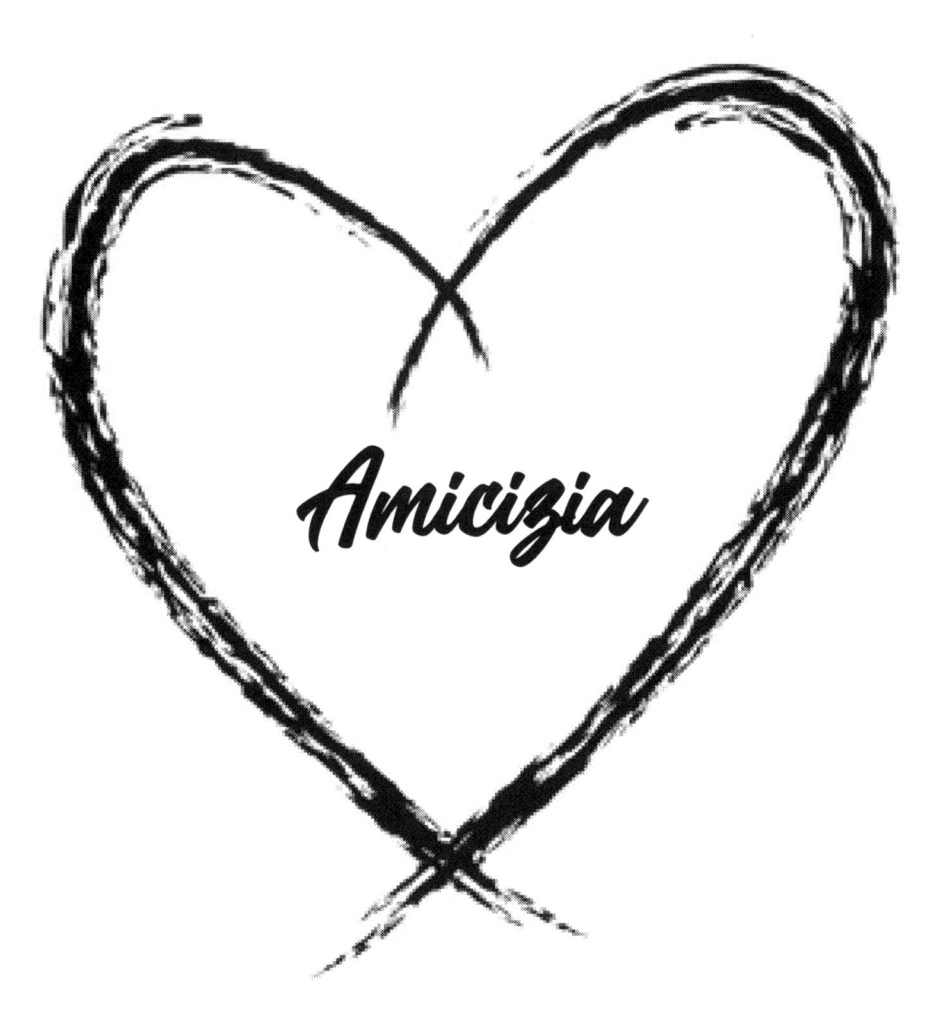

Quali sono le qualità indispensabili per essere mia amica:

___

Cosa rappresentano i miei amici per me:

___

Per me amicizia vuol dire:

___

La mia migliore amica:

_____
_____
_____
_____
_____
_____

Il momento più bello passato la mia migliore amica:

_____
_____
_____
_____
_____

Una cosa che sappiamo solo io e la mia migliore amica:

_____
_____
_____
_____
_____
_____

Il peggior litigio con la mia migliore amica:

_____
_____
_____
_____
_____
_____
_____
_____
_____

La più grande delusione ricevuta da un'amica:

_____
_____
_____
_____
_____
_____
_____
_____
_____
_____

La più grande delusione che ho dato ad un'amica:

_____
_____
_____
_____
_____
_____
_____
_____
_____

Il più bel momento passato con i miei amici:

_____
_____
_____
_____
_____
_____
_____
_____
_____

Gli amici con cui mi sento meglio e perchè:

_____
_____
_____
_____
_____
_____
_____
_____

Cosa amo dei miei amici:

_____
_____
_____
_____
_____
_____
_____
_____
_____

Cosa odio dei miei amici:

___

Persone che hanno perso la mia amicizia perchè:

___

3 caratteristiche fondamentali per essere mia amica:

1. _____
2. _____
3. _____

3 cose che non tollero in amicizia:

1. _____
2. _____
3. _____

3 cose che farei per una mia amica:

1. _____
2. _____
3. _____

3 cose che vorrei fare con la mia migliore amica:

1. _____
2. _____
3. _____

Ho chiuso con queste amiche per sempre:

1. _____
2. _____
3. _____

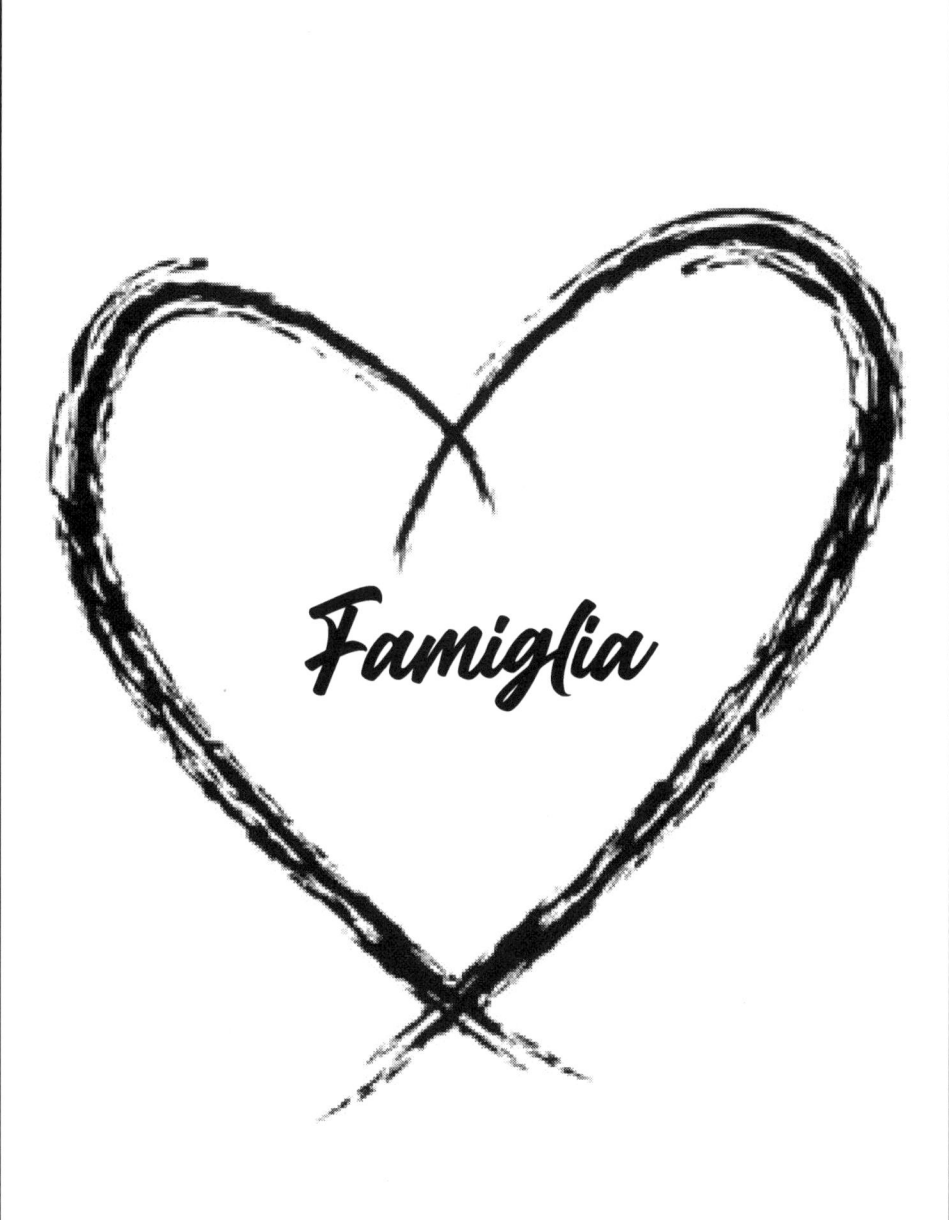

Qual è il rapporto coi miei genitori?

a) Molto vicino e affettuoso

b) Abbastanza vicino, ma con alcune tensioni

c) Poco vicino e distante

d) Non parlo mai con loro o non li vedo spesso

e) Altro (specificare) _____

Qual è il rapporto coi miei fratelli e sorelle?

a) Molto vicino e affettuoso

b) Abbastanza vicino, ma con alcune tensioni

c) Poco vicino e distante

d) Non parlo mai con loro o non li vedo spesso

e) Altro (specificare) _____

Qual è il rapporto coi miei nonni?

a) Molto vicino e affettuoso

b) Abbastanza vicino, ma con alcune tensioni

c) Poco vicino e distante

d) Non parlo mai con loro o non li vedo spesso

e) Altro (specificare) _____

Qual è il rapporto con gli altri membri della mia famiglia allargata (cugini, zii, etc)?

a) Molto vicino e affettuoso

b) Abbastanza vicino, ma con alcune tensioni

c) Poco vicino e distante

d) Non parlo mai con loro o non li vedo spesso

e) Altro (specificare) _____

Scrivo una lettera ai miei genitori come coppia:

___

___

___

___

___

___

___

___

Scrivo una lettera a mia madre:

___

___

___

___

___

___

___

___

Scrivo una lettera a mio padre:

___

Scrivo una lettera a mio fratello / sorella:

___

I pregi dei miei genitori:

_____
_____
_____
_____
_____
_____
_____
_____
_____

I difetti dei miei genitori

_____
_____
_____
_____
_____
_____
_____
_____
_____
_____

Mia madre mi ha insegnato:

_____
_____
_____
_____
_____
_____
_____
_____
_____
_____

Mio padre mi ha insegnato:

_____
_____
_____
_____
_____
_____
_____
_____
_____
_____

Il momento più bello che ho vissuto in famiglia:

_____
_____
_____
_____
_____
_____
_____
_____
_____

Il fatto più spiacevole che ho vissuto in famiglia:

_____
_____
_____
_____
_____
_____
_____
_____
_____

Cosa ho tenuto nascosto alla mia famiglia:

___

Mia madre per me è:

___

Mio padre per me è:

___

Mio fratello / sorella per me è:

___

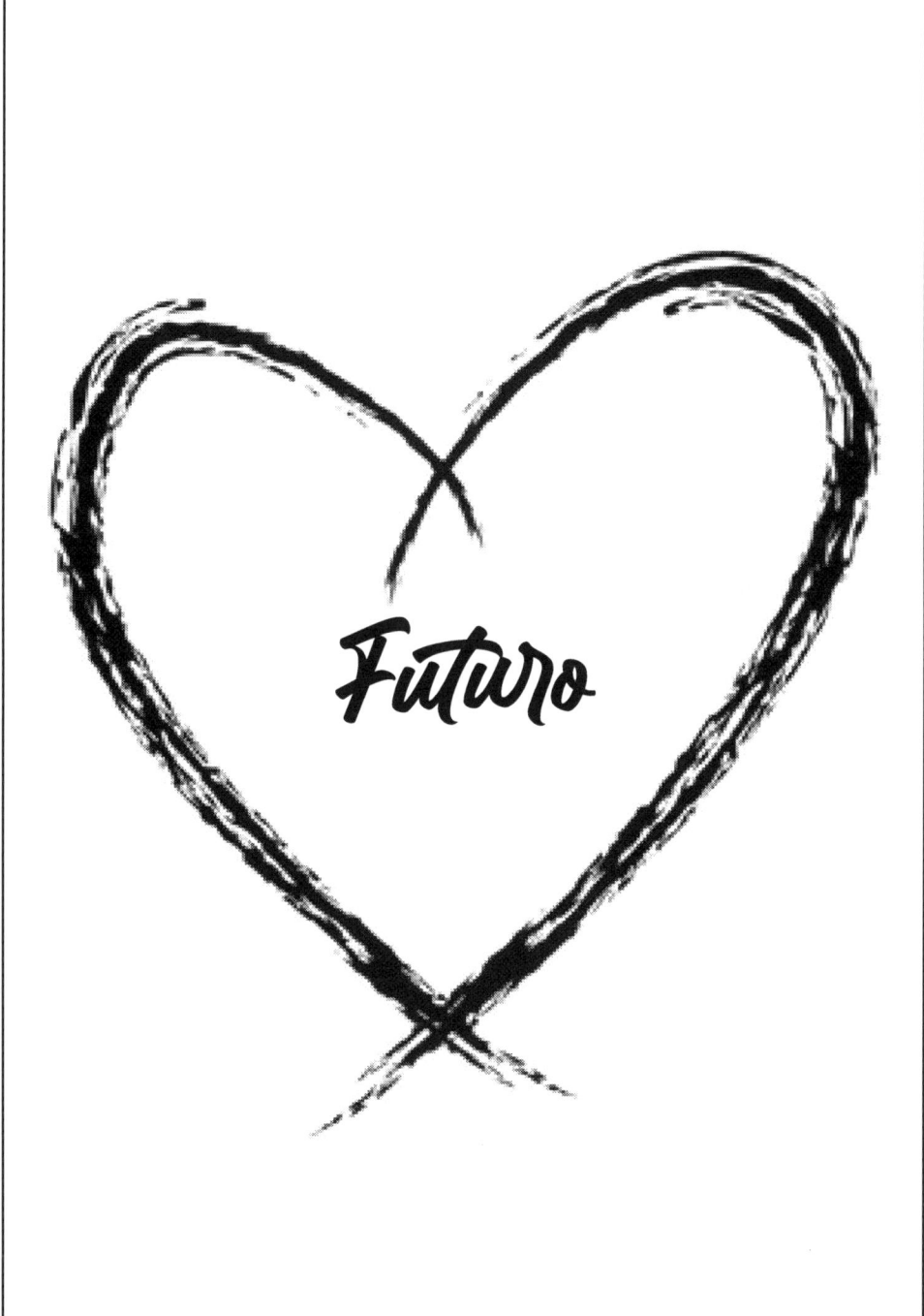

Che mestiere vorrei fare in futuro?

a) Medico

b) Avvocato

c) Ingegnere

d) Artista

e) Altro (specifica) _____

Dove vorrei vivere in futuro?

a) New York

b) Parigi

c) Londra

d) Sydney

e) Altro (specifica) _____

Che situazione familiare immagino per me in futuro?

a) Sposata con figli

b) Single

c) Convivente con il partner

d) Separata o divorziata

e) Altro (specifica) _____

Quale sarà il traguardo più importante che raggiungerò?

a) Laurea

b) Carriera lavorativa di successo

c) Viaggiare in tutto il mondo

d) Avere una famiglia felice e stabile

e) Altro (specifica) _____

Quale sarà il mio stile di vita in futuro?

a) Aver una routine ben organizzata e stabile

b) Aver una vita flessibile e imprevedibile

c) Aver una vita dedicata alla famiglia e alla comunità

d) Aver una vita incentrata sull'avventura e il viaggio

e) Altro (specifica) _____

Quale sarà la mia situazione finanziaria in futuro?

a) Avere un reddito stabile e sufficiente per soddisfare i miei bisogni

b) Avere un reddito variabile o incerto

c) Aver risparmiato abbastanza da poter prendere una pausa dal lavoro

d) Aver accumulato una considerevole ricchezza o beni di valore

Quale sarà la mia situazione abitativa in futuro?

   a) Aver comprato una casa

   b) Aver affittato un appartamento

   c) Aver comprato una casa sull'albero o una roulotte

   d) Continuare a vivere con i genitori o altri familiari

   e) Altro (specifica) _____

Quale sarà il mio lavoro ideale in futuro?

   a) Lavorare in un'azienda di successo

   b) Lavorare come libero professionista

   c) Lavorare in un'impresa sociale o a scopo di beneficenza

   d) Lavorare in un'industria creativa, come l'arte o la musica

   e) Altro (specifica) _____

Come vedo il mio futuro ideale:

_____

_____

_____

_____

_____

_____

_____

_____

Come mi vedo tra 5 anni:

_____

_____

_____

_____

_____

_____

_____

_____

Quali sono i miei obiettivi a lungo termine:

_____
_____
_____
_____
_____
_____
_____
_____

Il mio sogno più grande per il futuro:

_____
_____
_____
_____
_____
_____
_____
_____

Di cosa vorrei liberarmi nel futuro:

_____
_____
_____
_____
_____
_____
_____
_____
_____

Cosa vorrei portare con me nel mio futuro:

_____
_____
_____
_____
_____
_____
_____
_____
_____

Quali persone vorrei avere ancora con me nel futuro:

_____
_____
_____
_____
_____
_____
_____
_____

Con chi vorrei passare il resto della mia vita:

_____
_____
_____
_____
_____
_____
_____
_____

3 persone che vorrei con me nel futuro

1. _____
2. _____
3. _____

3 persone che vorrei eliminare dalla mia vita nel futuro:

1. _____
2. _____
3. _____

3 obiettivi che voglio realizzare in futuro:

1. _____
2. _____
3. _____

3 cose che voglio eliminare dalla mia vita:

1. _____
2. _____
3. _____

3 cose che voglio imparare in futuro:

1. _____
2. _____
3. _____

3 posti che vorrei visitare in futuro:

1. _____
2. _____
3. _____

3 persone a cui voglio chiedere scusa in futuro:

1. _____
2. _____
3. _____

3 cose folli che voglio farei in futuro:

1. _____
2. _____
3. _____

3 parole portafortuna per il mio futuro:

1. _____
2. _____
3. _____

3 libri che voglio leggere in futuro:

1. _____
2. _____
3. _____

Ringraziamenti e Sorpresa Finale

In questo libro, abbiamo affrontato diverse sfide e abbiamo esplorato i nostri pensieri e i nostri sentimenti attraverso domande di auto-riflessione. Spero che tu abbia trovato questo libro utile e che ti sia sentita supportata nella tua ricerca di comprensione di te stessa e delle tue esperienze.

Ricorda che non sei sola e che ci sono sempre persone disposte ad aiutarti e ad ascoltare. Non c'è niente di sbagliato nel chiedere aiuto o nel parlare dei tuoi sentimenti con qualcuno di cui ti fidi.

Continua a esplorare te stessa e a fare domande. Non c'è una risposta giusta o sbagliata, l'importante è essere sinceri con se stessi e cercare di capire ciò che funziona meglio per te.

Non lasciare che i traumi del passato ti impediscano di vivere al massimo il presente e il futuro. Usa le risposte che hai scritto in questo libro per aiutarti a superare i momenti difficili e a costruire la vita che desideri.

Non dimenticare mai che sei forte, coraggiosa e capace di superare qualsiasi ostacolo. Continua a imparare da te stessa e a scoprire chi sei veramente. Sarai sempre in grado di trovare la forza e la determinazione di andare avanti e di costruire una vita felice e soddisfacente.

Che tu possa avere il vento in poppa,
che il sole ti risplenda in viso e
che il vento del destino ti porti in alto a danzare con le stelle.

P.S. MANDA UNA MAIL CON SCRITTO "OSSESSIONE" A NESSUNOTRANNETE@LIBERO.IT PER RICEVERE SUBITO IL DIARIO DELLA GRATITUDINE PER RAGAZZE

Printed by Amazon Italia Logistica S.r.l.
Torrazza Piemonte (TO), Italy